市民健康普及教育丛书

睡眠科普

100问

主　编　季蕴辛

副主编　童茂清　邬丹娟　王冠军

编　者　赵文卉　刘正来

ZHEJIANG UNIVERSITY PRESS
浙江大学出版社
·杭州·

图书在版编目（CIP）数据

睡眠科普100问 / 季蕴辛主编. — 杭州 ： 浙江大学
出版社，2023.4
ISBN 978-7-308-23383-5

Ⅰ．①睡… Ⅱ．①季… Ⅲ．①睡眠－问题解答 Ⅳ.
①R338.63-44

中国版本图书馆CIP数据核字（2022）第239229号

睡眠科普100问
SHUIMIAN KEPU 100 WEN
主编 季蕴辛

策划编辑	柯华杰
责任编辑	朱 玲
责任校对	傅宏梁
封面设计	林智广告
出版发行	浙江大学出版社
	（杭州市天目山路148号　　邮政编码　310007）
	（网址：http://www.zjupress.com）
排　　版	杭州林智广告有限公司
印　　刷	杭州捷派印务有限公司
开　　本	889mm×1194mm　1/32
印　　张	2.75
字　　数	42.5千
版 印 次	2023年4月第1版　2023年4月第1次印刷
书　　号	ISBN 978-7-308-23383-5
定　　价	25.00元

版权所有　翻印必究　　印装差错　负责调换

浙江大学出版社市场运营中心联系方式：0571-88925591；http://zjdxcbs.tmall.com

市民健康普及教育丛书

编委会

主　编　阮列敏

副主编　陈雪琴

编　委（按姓氏笔画排序）

马建伟　王　勇　王胜煌　边学燕

严泽军　杨剑宏　励　丽　应彬彬

宋佳怡　陈晓敏　季蕴辛　夏冬冬

徐琴鸿　曹　超

总　序

　　疾病，自古以来就是人类无法绕过的话题，它与人类相伴相随，一直影响着人类社会和人类文明。随着科技的飞速进步及社会的不断发展，人类在与疾病的斗争中不断取得胜利，人类对于自身的健康有了越来越多的主动权。特别是近年来，随着国民健康意识的不断提升，越来越多的人关注健康问题，追求"主动健康"。国家也在以前所未有的力度推进"健康中国"建设，倡导健康促进理念，深入实施"将健康融入所有政策"。2019 年 7 月，国务院启动"健康中国行动（2019—2030 年）"，部署了 15 个专项行动，其中第 1 项就是"健康知识普及行动"，这也凸显了国家对健康知识普及工作的重视。

　　健康科普是医务工作者的责任，也是医务工作者的义务。人们常说，"医者，有时是治愈，常常是帮助，总是去安慰"。作为医生，我们在临床工作中，发现许多患者朋友有共同的问题或困惑，如果我们能够提前做好科普，答疑解惑，后续的治疗就能事半功倍。通过科普书籍传递健康知识，打破大众的医学认知壁垒，能为未病者带去安慰，增强健康知识储备；为已病者提供帮助，使其做一个知情的患者；给久病者以良方，助其与医生共同对付难缠的疾病。这就是编写本丛书的初衷，也是编写本丛书的目的。

都说医生难，其实大部分没有医学知识的普通民众更难。面对庞杂的医疗信息，面对各地不均衡的医疗水平，面对复杂的疾病，一方面要做自己健康的第一责任人，另一方面还要时刻关注家人的身心健康。我作为医生同时又是医院管理者，也一直在思考能为广大民众做点什么，以期既能够治愈来医院就诊的患者，又能为出于这样或那样的原因不能来医院面诊的患者解决问题。

这套科普丛书，就可以解决这个问题。它以医学知识普及为目的，从医生的专业角度，为患者梳理了常见疾病预防治疗的建议。丛书共 15 册，涵盖了情绪管理、居家护理、肥胖、睡眠、糖尿病、肾脏病、糖尿病肾脏病、口腔健康、呼吸系统疾病、骨质疏松、脑卒中、心脏病、高血压、女性卵巢保护、前列腺疾病 15 个主题。每册包含 100 个常见问题（个别分册包含 100 多个常见问题），全书以一问一答的形式，分享与疾病相关的健康知识。丛书的编者都拥有丰富的临床经验，是各科室和学科专业的骨干。丛书分享的知识点都是来源于一线医务工作者在疾病管理中的实践经验，针对性强。通过阅读，你可以快速而有针对性地找到自己关心的问题，并获得解决问题的办法，从而解除健康困扰。你也可以从别人的问题中受到些许启发，从而在守卫健康的过程中少走一些弯路，多做一些科学的、合理的选择，养成良好的健康生活方式。因此，特撰文以推荐，希望我们这个庞大的医生朋友团队用科普的力量，在促进健康的道路上与你一路同行。

未病早预防，有病遇良方，愿大家都能永葆健康！

2023 年 3 月

前　言
PREFACE

　　人的一生至少有三分之一的时间是在睡眠中度过的，睡眠虽然是生命中不可或缺的生理行为，但是若要夜夜拥有完美的睡眠，却显得十分奢侈。睡眠本身并不是一个被动的过程，我们在睡眠中成长、发育、衰老或死亡。因此，"醉生梦死"也并非完全是一种形容。在夜里，对于绝大部分人而言，我们唯一能保留的意识大概就是零碎的梦了。

　　在我们的睡眠诊疗中心，许多患者的夜晚绝不平静。我们常常让患者在睡眠中心做一个晚上的睡眠监测，研究他们的夜间行为。在那里，他们的睡眠不时被哭喊、尖叫、打鼾、抽搐、蹬腿或更夸张的举动打断，他们睡得很差，有时根本睡不着，身心备受折磨。睡眠障碍患者很少能通过一晚上的睡眠获得充沛的精力，他们的夜晚常常被各种各样的状况折磨，比如可怕的夜惊、梦魇、夜间幻觉、睡眠瘫痪、夜间行走、梦境的真实演绎等。从看似简单的说梦话、蹬腿，到能够完成一系列复杂动作，甚至出现某些恐怖电影中令人毛骨悚然的场景，在睡眠中出现的这些奇怪的动作和行为，类似于我们清醒时的表现。上述种种让我们无奈地发现，我们对睡眠的认知还很少。

在过去的几年时间里，每年都会有数百名睡眠障碍患者来找我就诊，他们有的无法入睡，有的在白天极度困倦，有的在夜间有着非常怪异恐怖的经历。他们被睡眠疾病折磨得痛苦不堪，严重影响了生活质量。作为一名临床医生，每每看到这些患者，我都想尽自己的能力多进行睡眠科普，提高大众对睡眠科学的认知，使大众了解健康睡眠的真谛和奥妙。

本书总结了临床及健康宣教过程中常被问及的有关睡眠的 100 个问题，包括睡眠的生理、睡眠的昼夜节律、失眠症、睡眠呼吸疾病、异态睡眠、中枢性过度睡眠、睡眠与内科疾病、睡眠相关的运动障碍、睡眠相关检查、睡眠障碍的非药物治疗和儿童常见睡眠问题等 11 个方面，内容涉及睡眠的基本生理知识，睡眠分期，昼夜节律，常见的睡眠障碍疾病的临床表现、注意事项、诊断及其治疗方法，睡眠与心血管疾病、糖尿病、甲状腺功能亢进、纤维肌痛等内科疾病相关的特征和临床表现，以及儿童常见的睡眠疾病及改善方法。本书还重点介绍了与睡眠相关的一些检查手段，包括多导睡眠监测，便携式睡眠监测，睡眠相关量表的选择、注意事项与适用范围，以及睡眠疾病的非药物治疗手段。非药物治疗手段主要介绍认知行为、运动、经颅磁刺激、经颅直流电刺激等治疗方法的特点和应用范围。为体现实用性，全书采用通俗易懂的语言进行阐述，并配以图片，希望在保证专业性的同时增加阅读的趣味性。

本书的编者团队具有丰富的睡眠障碍相关专业知识，长期从事睡眠的临床和科研工作，旨在把许多不为人知的睡眠知识，通过普通人能听得懂、信得过、用得上的科学语言介绍给广大公众，让公众更加关注睡眠、了解睡眠、呵护睡眠。

目 录
CONTENTS

一　睡眠的生理

1　人为什么要睡觉?　　　　　　　　　　　　　　1

2　睡眠会经历哪几个时期?　　　　　　　　　　　2

3　什么是快速眼球运动睡眠和非快速眼球运动睡眠?　3

4　晚上睡觉时会发生什么变化?　　　　　　　　　3

5　不同年龄段的人睡眠有什么不同?　　　　　　　4

6　快速眼球运动睡眠有什么作用?　　　　　　　　5

7　非快速眼球运动睡眠有什么作用?　　　　　　　5

8　成年人一定要睡够 8 小时吗?　　　　　　　　　6

9　睡觉时做梦正常吗?　　　　　　　　　　　　　7

10　睡觉时为什么会做梦?　　　　　　　　　　　7

11　是什么让我们从睡梦中醒来?　　　　　　　　8

二　睡眠的昼夜节律

12　我们为什么要晚上睡觉?　　　　　　　　　　9

13　平时睡眠时间很乱是怎么一回事?　　　　　　9

14　为什么有些人早睡早起、有些人晚睡晚起?　　10

15　影响早睡或晚睡的因素是什么?　　　　　　　10

16　晚上睡不着、早上起不来是怎么回事?　　　　11

17　早睡或晚睡紊乱有什么危害?　　　　　　　　12

18　早睡或晚睡紊乱需要怎么治疗?　　　　　　　12

三 失眠症

19 是不是睡不着才算失眠？ 14

20 失眠有什么危害？ 14

21 失眠有哪些表现？ 15

22 安眠药能吃吗？ 16

23 安眠药能吃多久？ 17

24 安眠药什么时候可以停？ 17

25 老年人失眠怎么办？ 18

26 睡不着是不是进入更年期了？ 19

27 失眠可以吃褪黑素吗？ 19

28 喝酒能够帮助改善睡眠吗？ 20

29 哪些药物可以影响睡眠？ 20

30 治疗失眠的目标是什么？ 20

31 失眠的人白天需要补觉吗？ 21

32 哪些人群容易出现失眠？ 21

33 失眠只能依靠药物改善吗？ 22

四 睡眠呼吸疾病

34 人为什么会打呼噜？ 23

35 打呼噜就是"睡得香"吗？ 23

36 打呼噜要看医生吗？ 24

37 睡眠呼吸暂停综合征有哪些症状？ 25

38 阻塞性睡眠呼吸暂停低通气综合征应该怎么治疗？ 26

39 呼吸机持续气道正压通气治疗的适应证有哪些？ 26

40 呼吸机持续气道正压通气治疗的禁忌证有哪些？ 27

41 患了阻塞性睡眠呼吸暂停低通气综合征需要终身
使用呼吸机吗? 28

42 为什么肥胖的人白天总是想睡觉? 28

43 肥胖低通气综合征应该怎么治疗? 29

44 晚上睡觉时出现缺氧是怎么回事? 29

五 异态睡眠

45 什么是梦游? 31

46 为什么会出现梦游? 31

47 梦游者到底是睡得深还是睡得浅? 33

48 什么是"鬼压床"? 33

49 "鬼压床"怎么办? 35

50 睡觉时大喊大叫、手舞足蹈是怎么回事? 36

51 患了快速眼球运动睡眠期行为紊乱该怎么办? 36

六 中枢性过度睡眠

52 白天总是想睡觉是怎么回事? 38

53 什么是"发作性睡病"? 38

54 发作性睡病的典型表现有哪些? 39

55 如何诊断发作性睡病? 40

七 睡眠与内科疾病

56 得了高血压为什么要先治疗打呼噜? 41

57 睡眠呼吸暂停与心律失常有怎样的关系? 42

58 睡眠呼吸暂停与心肌缺血有怎样的关系? 43

59 心血管疾病与睡眠障碍有怎样的关系? 43

60　功能性消化不良与睡眠障碍有怎样的关系?　44

61　胃食管反流病与睡眠障碍有怎样的关系?　45

62　糖尿病与睡眠障碍有怎样的关系?　45

63　甲状腺功能亢进相关性睡眠障碍有什么表现?　46

64　纤维肌痛和慢性疲劳综合征与睡眠障碍有怎样的
关系?　47

八　睡眠相关的运动障碍

65　睡前腿不舒服总想走两步是病吗?　48

66　睡眠时腿老是动是怎么回事?　49

九　睡眠相关检查

67　睡眠问题有哪些一般检查?　50

68　睡眠监测为什么要在医院睡一晚?　50

69　什么样的人需要在医院睡一晚做检查?　51

70　在医院睡一晚做检查的内容有哪些?　51

71　在医院睡一晚之前要注意哪些问题?　51

72　有没有在家做监测的仪器?　52

73　什么情况下可以在家做监测?　52

74　什么情况下不可以在家做监测?　53

75　白天总是犯困怎么来评估?　53

76　白天在医院睡觉做的是什么检查?　54

77　哪些人需要白天在医院睡觉监测?　55

十　睡眠障碍的非药物治疗

78　什么是重复经颅磁刺激治疗?　56

79　重复经颅磁刺激治疗的适应证有哪些?　　　　56

80　重复经颅磁刺激治疗的禁忌证有哪些?　　　　57

81　什么是经颅直流电刺激?　　　　57

82　经颅直流电刺激的适应证有哪些?　　　　57

83　经颅直流电刺激的禁忌证有哪些?　　　　58

84　光照可以治疗失眠吗?　　　　58

85　思想可以决定睡眠吗?　　　　58

86　跳舞可以治疗失眠吗?　　　　59

87　怎样放松才能治疗失眠?　　　　60

十一　儿童常见睡眠问题

88　孩子打鼾的罪魁祸首是什么?　　　　61

89　孩子打鼾有哪些影响?　　　　61

90　孩子打鼾危害大,早期治疗是否关键?　　　　62

91　儿童腺样体、扁桃体手术几岁做比较合适?　　　　63

92　全麻手术会影响孩子的智商吗?　　　　64

93　孩子长不高跟没睡好有关系吗?　　　　64

94　孩子夜里惊醒喊叫是怎么回事?　　　　65

95　夜惊是什么原因造成的?　　　　66

96　夜惊发作了怎么办?　　　　67

97　孩子晚上尿床是不是病?　　　　68

98　孩子遗尿就诊前家长需要做什么准备?　　　　68

99　孩子晚上为什么会磨牙?　　　　69

100　　孩子磨牙怎么办?　　　　70

❓ 01　人为什么要睡觉?

　　人的一生当中大概有三分之一的时间是在睡眠中度过的。在动物界,睡眠与觅食是同等重要的大事。从动物到人类,都是如此。睡眠是人类不同年龄阶段的重要生理现象,从胎儿成熟期直至老年期都存在睡眠与觉醒的交替过程。一种观点认为睡眠有助于大脑保存人类在清醒时接收的一切信息;而另一种观点则认为睡眠是为了恢复能量。还有学者提出,睡眠往往利用一些神秘的形式帮助我们掌握各种技能。在睡眠状态下,大脑的耗氧量大大减少,有利于脑细胞的新陈代谢。因此,充足的睡眠是脑细胞能量代谢的重要保证,有利于消除疲劳、恢复大脑功能、恢复体力。影响蛋白质代谢、骨骼生长的生长激素,只有在睡眠状态下才能达到较高的分泌水平,因此,少年儿童时期充足的睡眠,有利于其正常的生长发育。此外,睡眠时下丘脑分泌多种促皮质激素,调节人体体液免疫及细胞免疫,因此,睡眠不好会导致免疫功能低下。

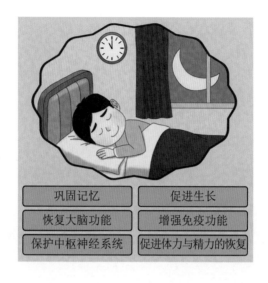

巩固记忆　促进生长

恢复大脑功能　增强免疫功能

保护中枢神经系统　促进体力与精力的恢复

2　睡眠会经历哪几个时期？

　　睡眠大体上可分为非快速眼球运动睡眠（慢波睡眠，NREM）期和快速眼球运动睡眠（REM）期。非快速眼球运动睡眠期又分为 1 期、2 期和 3 期。其中，1 期称为思睡期，此时，人对环境的注意力已经丧失，处于意识不清醒状态；2 期称为浅睡期，此时，人的全身肌张力降低，几乎无眼球运动；3 期称为深睡眠期，此时，人的肌张力进一步受到抑制，睡眠程度加深，难以被唤醒。成年人绝大部分的深睡眠出现在上半夜，而下半夜则以浅睡眠为主。

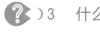3 什么是快速眼球运动睡眠和非快速眼球运动睡眠?

处于快速眼球运动睡眠时,我们的眼球会转动得比较快,肌张力降到最低,尤其是颈后及四肢肌肉抑制更显著,呈姿势性肌张力弛缓状态,由此可以与觉醒相区别。处于非快速眼球运动睡眠时,我们的眼球转动比较慢或不转动,肌张力比清醒时有所下降。

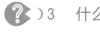4 晚上睡觉时会发生什么变化?

正常成年人整夜睡眠中非快速眼球运动睡眠期与快速眼球运动睡眠期交替发生。睡眠从觉醒状态先进入非快速眼球运动睡眠期。从 1 期开始,持续时间为 3～7 分钟,随后进入 2 期,持续时间为 10～25 分钟,接着进入 3 期,3 期持续时间从几分钟至 1 小时不等。深睡眠结束后,睡眠回到 2 期或 1 期,然后,进入第一次快速眼球运动睡眠期,完成第一个睡眠周期。第一个睡眠周期的快速眼球运动睡眠一般持续时间为 5～10 分钟。随后,又顺序地进入浅—深—浅—快速眼球运动睡眠期。从一个快速眼球运动睡眠期至下一个快速眼球运动睡眠期,平均时间间隔为 90 分

钟。一般成年人每晚要经历 4 ~ 6 个周期。

5　不同年龄段的人睡眠有什么不同？

　　人类的睡眠结构与年龄关系密切。胎儿几乎全部时间都处于睡眠状态。出生 6 个月后才可以区分出快速眼球运动睡眠期和非快速眼球运动睡眠期。从儿童到青春期，慢波睡眠 3 期和快速眼球运动睡眠逐渐减少，1 期和 2 期比例增加。成年人深睡眠比例为 15% ~ 20%。60 岁以后深睡眠逐渐减少，慢波幅度降低。有研究推测，睡眠老化现象早于比如白发、面部皱纹等其他衰老现象的出现。在所有物种中，快速眼球运动睡眠是生命早期的原始睡眠，在生命的最初一段时间，婴儿入睡时首先进入快速眼球运动睡眠期，其占总睡眠时间的 50% ~ 60%。快速眼球运动睡眠时间及其占总睡眠时间的比例会随着年龄的增长而逐渐下降，例如，2 岁幼儿快速眼球运动睡眠占总睡眠时间的比例为 30%，之后直到老年，快速眼球运动睡眠占总睡眠时间的比例逐渐稳定在 20% ~ 25%。

6　快速眼球运动睡眠有什么作用?

　　快速眼球运动睡眠期是梦的多发时期,在这个睡眠期,人体处于睡眠状态,但脑的代谢和神经元的活动处于较高水平,呼吸、心跳节律常常改变,出现快速眼球运动,甚至有人会出现肢体抖动。有学者提出,快速眼球运动睡眠期对程序性记忆的形成和巩固有重要作用。在睡眠不好或者睡眠不足时,尤其是快速眼球运动睡眠减少时,会影响对已经学到的知识和技术的巩固。我们在快速眼球运动睡眠期,会更加关注梦境中的所见、所听,将其与既往记忆进行对比,并归类整理,形成新的记忆进行再次巩固。在动物实验中发现,快速眼球运动睡眠减少会影响动物的体重增长,快速眼球运动睡眠时间长的动物成熟得更晚。快速眼球运动睡眠对视觉系统的发育也有着重要影响。

7　非快速眼球运动睡眠有什么作用?

　　非快速眼球运动睡眠被称为“平稳睡眠”。在这一睡眠期中,心跳和呼吸频率稳定,肌肉放松,尽管仍保有运动能量,但表现安静。慢波睡眠期人体各种生命活动降到最低程度，基础代谢维持在最低水平，耗能最少，此时副交感神经活动占优势，合成代谢加强，有助于能量的储存。一段时间的平稳睡眠可以让人精神振奋，尤其是深睡眠最能使人恢复体力，可以说是睡眠的最佳时期。当人们处于这一睡眠期时，会睡得格外深沉，难以被唤醒。脑糖原是大脑的主要能量储备物，随着觉醒时间的延长，脑糖原水平逐渐降低，睡眠被剥夺时，脑糖原水平进一步降低，睡眠后，脑糖原水平恢复。

 8　成年人一定要睡够8小时吗?

对睡眠时间的需求量个体差异很大。首先，虽然多数人每天需要睡眠7~8小时，但有极少数健康人（约1%）每天睡5小时也感觉良好。因此，睡眠时间长度标准很难统一。其次，失眠属于主观症状（特别是日间功能损害症状），常与客观检查获得的睡眠状况有一定的差异，故不能单纯依靠主观判断，可通过诸如多导睡眠监测（PSG）等来记录睡眠潜伏期、睡眠效率、睡眠总时间等数据，以判断是否存在失眠。

？）9　睡觉时做梦正常吗?

研究结果表明，做梦大多发生在快速眼球运动睡眠期，在快速眼球运动睡眠期被唤醒后，有70%~80%的人报告有梦，而在非快速眼球运动睡眠期被唤醒后，只有10%~15%的人报告有梦。成年人整夜会经历4~6个周期，也就是经历4~6个快速眼球运动睡眠期。由于快速眼球运动睡眠期是梦的多发时期，因此，我们睡觉时做梦也很正常，而且往往会不止一个梦，但大部分梦会被遗忘。

？）10　睡觉时为什么会做梦?

部分生理学家认为梦是机体对内外环境刺激的一种反应，因此，外面或体内的刺激往往会成为梦的内容。还有的学者认为，睡眠可以抵消或缓解精神创伤所产生的影响。梦境的产生和随意发挥，有利于不良情绪的宣泄，从而调整心理状态。此外，梦具有一定的心理学意义。奥地利精神病学家弗洛伊德认为梦是"瞬时的心理现象"，将梦看作强烈的、无意识的、被压抑的愿望的表达。通过梦境的表达，可以缓解内心的冲突而达到心理平衡。

11　是什么让我们从睡梦中醒来？

在睡梦中的我们是怎么醒来的？有人说是人体自身的"生物钟"，有人说是白天的亮光。其实，睡眠与觉醒状态构成动态复杂的神经生理过程。这一动态复杂的神经生理过程包括昼夜节律系统的参与，如睡眠/觉醒周期、激素分泌（如褪黑素、皮质醇）、体温调节周期、血压调节等的循环变化，以及由外环境参与的人体的觉醒，如光照激活视网膜的光感受器，抑制松果体分泌褪黑素等，从而促进觉醒。

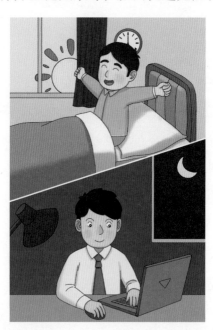

?) 12　我们为什么要晚上睡觉?

生物的周期性变化规律始于 38 亿年前蓝绿藻生物的出现。人类在进化过程中，按照"适者生存"的原则，通过自然选择，严格要求机体保持内环境和外环境之间的最佳同步与协调。昼夜节律，是指生物节律 24 小时周期变化的过程。在生物钟的调控下，人类的睡眠觉醒和其他生理、心理、行为及生物化学变化多呈现以 24 小时为周期的昼夜节律特征。

?) 13　平时睡眠时间很乱是怎么一回事?

昼夜节律睡眠障碍通常是指出现内源性昼夜节律与外源性因素之间的失调，从而影响睡眠定时或持续时间。昼夜节律定时系统的异常将导致睡眠问题（失眠、嗜睡或两者兼有）。清醒—睡眠的变化最终必将伴随社会或职业功能的损害。如果睡眠时相明显延迟是出于自我意愿，不能诊断为昼夜节律睡眠障碍。

14　为什么有些人早睡早起、有些人晚睡晚起?

　　从某种程度上来讲，早睡早起或晚睡晚起都是正常现象。人本来就有各种"睡眠类型"，有着不同的入睡和觉醒时间，它们形成了一条连续的谱系，处于早睡和晚睡两极的那些人被称为"早起鸟"和"夜猫子"。和睡眠的许多特征一样，一个人属于什么睡眠类型，在某种程度上是由基因决定的。无论是"早睡型"还是"晚睡型"，研究者都找到了它们和调节昼夜节律的基因的各种变异之间的联系。对大多数人来讲，影响觉醒 / 睡眠模式的并不是这区区几个突变，更可能是众多此类昼夜节律基因的温和变异造成的累加结果。另外，随着大脑的成熟，我们的睡眠类型也会发生变化。和儿童相比，青少年的昼夜节律一般会向后移动，并在成年后再移回来。

15　影响早睡或晚睡的因素是什么?

　　对昼夜节律产生影响大多需要一种叫"褪黑素"的激素的介入。这种激素分泌自松果体，即深处脑中央的一个松果状的微小腺体。在昼夜 / 觉醒周期正常的人身上，褪黑素水平在傍晚上升，夜间保持平稳，并在睡醒前两小时下降。褪黑素是向脑的其余部分发出的化学信号，告诉它们睡觉的时间到了，接受这种信号的褪黑素受体在体内广泛分布，不仅在脑中存在，许多其他组织，像肾脏、肠道、心脏、肺、皮肤和生殖器官里都有。因此，研究褪黑素水平在血液内的升降，就能监测昼夜节律及其周期长度。然而，事情又没有那么简单，我们知道，夜晚突然的强光能抑制、推迟褪黑素在睡前的上升，可见环境因素能显著地影响这种激素的升降。

❓ 16　晚上睡不着、早上起不来是怎么回事?

睡眠时相后移综合征是一种常见病，此类患者的昼夜节律晚于外部世界。大多数人在晚上 10 点至午夜之间感到困倦，并在早上 6 点至 8 点之间醒来，而睡眠时相后移综合征患者可能要到凌晨 3 点才觉得困，有时甚至会延迟到早上 7 点，然后睡上七八小时后醒来，如果能保证这些时间的睡眠，他们就会有精神。但麻烦的是，日常生活常常会妨碍他们睡觉，在现代社会，形成这个作息规律的人想保住工作或接受教育都很困难，甚至压根无法做到。

❓〇 17　早睡或晚睡紊乱有什么危害?

　　昼夜节律紊乱会有一些显见的后果，比如白天嗜睡、夜间失眠、认知功能和警觉能力下降等。医院里连续值班的护士在护士站打一会儿盹不是什么稀奇的现象，这并不能说明她们偷懒，而是她们体内昼夜节律的直接作用。鉴于青少年的昼夜节律自然延后，有科学家和教育家已经提出中学推迟上课的主张，以便让学生不用在早于昼夜节律设定的时间醒来而导致睡眠不足，这样才能发挥最大的学习潜力。昼夜节律的长期紊乱会产生深远而持久的影响。有研究表明，长期的昼夜节律紊乱有较高的风险患直肠癌和前列腺癌，这方面的证据非常充足，连世界卫生组织都已经把"昼夜节律紊乱"添加到了可能的致癌因素当中。

❓〇 18　早睡或晚睡紊乱需要怎么治疗?

　　对于睡眠时相延迟或提前的患者，即那些极端的"夜猫子"或"早起鸟"，除了努力遵守严格的作息制度之外，还有两种主要的治疗形式（褪黑素和光照治疗）。不过，给昼夜节律施用褪黑素和光照，时机至关重要。褪黑素或光照在昼夜周期中的作用时间不同，它们的效果就可能完全相反。在某人自然就寝时间前一两小时给他照射一小时强光，能将其就寝时间推迟多达两小时。而在早晨醒来时给他照射同样的强光，却只能使其就寝时间提前约 30 分钟。褪黑素也有相似的规律，在傍晚服用能使人较早就寝，而早晨服用则会推迟就寝时间。在临床中，我们很少让患者在早上服用褪黑素，因为它可能致人困倦。不过也有一些证据表明，即使是小剂量的褪黑素，也能在不造成显著困倦的情况下改变人的昼夜节律。

19　是不是睡不着才算失眠?

　　失眠一般是指尽管有适当的睡眠机会和睡眠环境，依然对睡眠时间或睡眠质量感到不满足，并影响社会功能的一种主观体验。那么，是不是睡不着才算失眠? 睡多久才够? 其实，失眠包括睡不着、容易醒、早醒、总睡眠时间缩短等几种情况，衡量是否失眠还要看白天有没有出现困倦、注意力不集中及头晕等躯体不适症状，不能单纯依靠睡眠时间来判断是否存在失眠。部分人群虽然睡眠时间较短（如短睡眠者），但没有主观睡眠质量下降，也不存在日间功能损害，因此不能视为失眠。反过来，有些人睡眠时间较长，但是睡眠质量不高，存在日间症状，也可诊断为失眠。

20　失眠有什么危害?

　　失眠可能损害社交或职业功能，降低生活质量，导致工作效率低下、记忆力下降、学习成绩下降、行为紊乱等，也可以引起躯体症状，如肌肉紧张、触痛、头痛等。长期失眠影响个体的正常生活和工作，增加罹患各种疾病的风险。严重的睡眠缺失将降低患者的工作效率和警觉水平，甚至有可能引发意外事故，造成巨大损失。

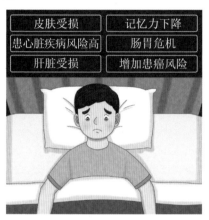

21 失眠有哪些表现？

失眠的主要症状表现为入睡困难（入睡潜伏期超过30分钟）、睡眠维持障碍（整夜觉醒次数大于2次）、早醒、睡眠质量下降和总睡眠时间减少（通常少于6.5小时），同时伴随有日间功能损害。失眠引起的日间功能损害主要包括疲劳、情绪低落或易激惹、躯体不适、认知障碍等。失眠根据病程分为短期失眠（病程小于 3 个月）和慢性失眠（病程大于 3 个月）。有些患者失眠症状反复出现，应按照每次持续的时间来判定是否属于慢性失眠。

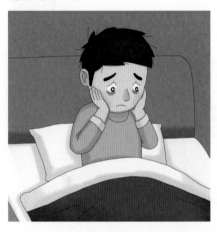

 22　安眠药能吃吗?

　　药物治疗失眠的短期疗效已被临床试验所证实，它能发挥良好的催眠效能，快速消除失眠症状，避免病程迁延，但是长期服用存在药物引起的不良反应、成瘾性等潜在风险。服用药物的关键在于把握获益与风险的平衡，同时要兼顾药物获取的容易程度、经济负担以及患者主观意愿上的依从性。患者不能简单地认为安眠药能吃或不能吃，而应该根据自身状况，包括年龄、病程长短、引起失眠的原因以及心理状况来决定是否吃药。药物治疗是一个权衡利弊的过程，需考虑获益与风险的关系，药物的使用与选择应该咨询专科医生。

② 23　安眠药能吃多久？

很多患者视安眠药如猛虎，持有"最好不要吃、即使吃上也要尽快停药"的观点。其实，医生在开出安眠药处方的时候既会考虑服用的必要性和疗效，也会考虑其副作用，是权衡利弊的结果。药物的疗程也是根据患者的病情以及药物的副作用决定的。少数药物，如唑吡坦、右佐匹克隆、雷美替胺，具备长期服用的临床证据，但考虑到潜在的成瘾问题，仍建议尽可能短期服用，一般不超过4周。4周以内的药物干预可选择连续治疗，超过4周需重新评估，必要时变更干预方案或者根据患者睡眠改善状况适时采用间歇治疗方案。

② 24　安眠药什么时候可以停？

当患者感觉能够自我控制睡眠时，可考虑逐渐停药。如失眠与其他疾病（如抑郁障碍等）或生活事件相关，当病因去除后，应考虑停用镇静催眠药物。需要注意的是，长期接受药物连续治疗的患者应当避免突然终止药物治疗，后者可能带来潜在的失眠反弹和严重的精神症状。常用的减量方法包括逐步减少夜间用药量和变更连续治疗为间歇治疗。

25 老年人失眠怎么办？

老年人常伴随一些慢性疾病，如慢性阻塞性肺病、脑梗死、高血压、糖尿病等，而且老年人的肝肾功能有不同程度的减退，因此老年人的睡眠不佳状况往往比较复杂，共病情况多。老年失眠患者可以先不使用药物，首先给予其睡眠卫生教育、认知治疗、行为治疗等非药物治疗方法。这些治疗方法能够缓解老年患者的失眠程度，提升睡眠质量，缩短睡眠潜伏期，减少入睡后觉醒次数，提高睡眠效率，且在临床实践中无明确不良反应。当然，有些患者仅给予认知行为治疗并不能完全缓解失眠，需考虑是否有合并其他类型睡眠障碍的问题，必要时可以进行多导睡眠监测，明确病因，如确定为失眠，也可以考虑药物治疗。

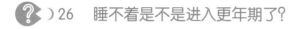

26 睡不着是不是进入更年期了?

很多更年期女性存在失眠问题。失眠问题在更年期相较于其他时期的发生率确实明显升高,但不是在此时期的失眠都归因于更年期。我们应该首先排除引起失眠的常见疾病,如抑郁、焦虑、反流性食管炎、睡眠呼吸暂停综合征(SAS)等,根据病因进行处理。另外,也应当关注患者的激素水平,有必要的话,可由相关专科进行激素替代治疗,除此之外,对失眠症状的处理与普通成年人相同。

27 失眠可以吃褪黑素吗?

褪黑素制品是目前市场上最常见的治疗失眠的保健品,有些患者使用后确实在短期内有一定的效果,主要是因为褪黑素参与调节睡眠觉醒周期,可以改善时差变化所致睡眠觉醒障碍、睡眠觉醒时相延迟障碍等昼夜节律失调性睡眠觉醒障碍,但使用普通褪黑素治疗失眠尚无一致性结论,存在出现较大的不良反应的风险,故不推荐将普通褪黑素作为催眠药物使用。

28　喝酒能够帮助改善睡眠吗?

很多人有喝酒后能很快入睡的经历,酒精也通常被认为是镇静剂,但其实它的作用可能正好相反。酒精会使睡眠变得零碎,而且喝多了酒还会被尿憋醒。此外,人喝酒后容易打鼾,反而会加重睡眠呼吸暂停而影响睡眠。过量饮酒可致意识障碍甚至昏迷,长期饮酒会导致肝功能受损和酒精成瘾,故不应把饮酒作为帮助改善睡眠的手段。

29　哪些药物可以影响睡眠?

常见的影响睡眠的药物有某些抗生素如喹诺酮类、亚胺培南等,糖皮质激素,茶碱以及某些平喘药、抗高血压药。部分补火助阳的中药如红参、鹿茸、海马等,也会影响睡眠。如果存在失眠或既往有过失眠的患者,应尽量避免服用上述药物。

30　治疗失眠的目标是什么?

治疗失眠的目标如下:改善睡眠质量,增加有效睡眠时间;恢复日间社会功能,提高生活质量;防止短期失眠转化为慢性失眠;减少与失眠相关的躯体疾病或精神疾病共病的风险；尽可能避免包括药物在内的各种干预方式带来的负面影响。

❓〉31　失眠的人白天需要补觉吗？

很多失眠患者，常常在白天有睡意，感到疲惫的时候就会补觉，但到了晚上该睡觉时，却偏偏又睡不着了。建议不是在不得已的情况下，比如说即将开一个重要的会议，必须要有充沛的精神、清醒的头脑，一般情况下，千万不要在白天补觉，这样到了夜晚才更容易入睡。

❓〉32　哪些人群容易出现失眠？

有失眠家族史的人更容易失眠。研究表明，同卵双生子失眠患病率高于异卵双生子，一级亲属也高于一般人群，这种联系在母亲和姐妹之间更强，可能由共有的遗传易感性、相同的环境、习得性行为等原因引起。老年人失眠患病率高于年轻人，女性高于男性。另外，一些躯体疾病也容易导致失眠，如慢性疼痛、脑血管疾病、痴呆、慢性阻塞性肺病、反流性食管炎等。

❓ 33 失眠只能依靠药物改善吗？

药物治疗是治疗失眠的一种手段，此外还包括失眠的认知行为治疗和物理治疗，中医药等方法也可以用于失眠治疗。失眠的认知行为治疗主要包括睡眠卫生教育、睡眠限制、刺激控制和放松训练；物理治疗主要包括光照疗法、经颅磁刺激、微电流刺激、生物反馈治疗等。中医治疗失眠的历史悠久，但囿于特殊的个体化医学模式，难以用现代循证医学模式进行评估。此外，饮食疗法、芳香疗法、按摩、顺势疗法等也可以改善失眠。总之，失眠不仅仅只有药物治疗，综合治疗效果更好。

34 人为什么会打呼噜?

打呼噜的医学术语为"原发性鼾症"，也称为习惯性打鼾、单纯性打鼾，简称"鼾症"，是指睡眠时患者反复出现鼾声。打呼噜通常是由于患者睡眠时，神经兴奋性下降，肌肉松弛，咽部组织堵塞，气道塌陷，松弛的口咽部结构部分阻塞气道而振动发出声音。鼾声可轻可重，鼾声会影响同床伴侣的睡眠，鼾声重的甚至能把患者自己惊醒。但除打呼噜外，患者没有相关的晨起头痛、疲乏、思睡等症状，也没有呼吸暂停、低通气、呼吸努力相关微觉醒（RERA）或肺换气不足的证据。

35 打呼噜就是"睡得香"吗?

打呼噜是睡眠呼吸不畅的信号，而非"睡得香"的表现。正常人睡眠呼吸应该是均匀、无声的一个过程，一旦出现鼾声即提示上呼吸道某处或某几处发生了狭窄。原发性鼾症就是一种以打呼噜为主要表现的睡眠呼吸障碍，学术界认为它是睡眠呼吸障碍疾病的起始。如果打呼噜合并呼吸暂停，可以因为夜间反复觉醒而影响睡眠质量。

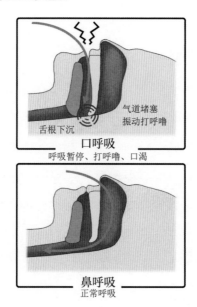

口呼吸
呼吸暂停、打呼噜、口渴

鼻呼吸
正常呼吸

?36 打呼噜要看医生吗？

睡眠呼吸障碍（SDB）也称为睡眠相关的呼吸异常，是一组以睡眠期呼吸节律异常或通气异常为主要特征的疾病，可伴或不伴清醒期呼吸异常，包括阻塞性睡眠呼吸暂停低通气综合征（OSAHS）、中枢性睡眠呼吸暂停低通气综合征（CSAHS）、睡眠相关的低通气症、睡眠相关的低氧血症、原发性鼾症及夜间呻吟等。尤其以阻塞性睡眠呼吸暂停低通气综合征最为常见、危害最大。呼吸暂停引起反复发作的夜间低氧，容易导致高血压、冠心病、糖尿病和脑血管疾病等并发症及意外事故，甚至出现夜间猝死，是一种潜在致死性的睡眠呼吸疾病。因此，出现夜间打呼噜症状，需要去医院就诊，排查是否存在睡眠呼吸障碍。

？ 37 睡眠呼吸暂停综合征有哪些症状？

在睡眠呼吸暂停综合征筛查中需要重点评估的症状及体征包括睡眠呼吸暂停、打呼噜、夜间呛咳和窒息、不能用其他原因解释的思睡、睡眠后无精力恢复感、睡眠片段化及失眠、夜尿增多、晨起头痛、难以集中注意力、记忆力减退、易激惹、性功能减退等。一旦出现上述症状，则需要考虑有可能患了睡眠呼吸暂停综合征，可以进一步到医院做睡眠呼吸监测以明确诊断。

😕 38　阻塞性睡眠呼吸暂停低通气综合征应该怎么治疗？

阻塞性睡眠呼吸暂停低通气综合征（OSAHS）的治疗方法主要包括以下五种。（1）病因治疗：纠正引起 OSAHS 或使之加重的基础疾病，如应用甲状腺素治疗甲状腺功能减退等。（2）体位治疗：对年轻、非肥胖、轻度 OSAHS 患者可能有效，长期疗效欠佳。因此，体位治疗仅推荐用于经严格筛选的 OSAHS 患者。（3）减重治疗：肥胖是 OSAHS 的独立危险因子，通过饮食控制、药物、外科干预等方式减轻体重，可使气道闭合压下降，降低 OSAHS 的严重度，从而提高睡眠质量，减少日间思睡。（4）戒烟酒、慎用镇静催眠药物及其他可引起或加重 OSAHS 的药物，并避免白天过度劳累。（5）持续气道正压通气（CPAP）治疗。CPAP 治疗给予气道持续气流，提供一定水平的正压，直接打开气道。

😕 39　呼吸机持续气道正压通气治疗的适应证有哪些？

呼吸机持续气道正压通气治疗的适应证包括：

（1）中、重度 OSAHS 患者，即呼吸暂停低通气指数（AHI）≥ 15 次 / 时；（2）轻度 OSAHS 患者（5 次 / 时 ≤ AHI < 15 次 / 时）但症状明显（如白天嗜睡、认知障碍及抑郁等），合并或并发心血管疾病、糖尿病等；（3）不愿接受手术治疗或合并严重的心肺疾病而不能耐受手术治疗者；（4）OSAHS 患者的围术期治疗；（5）经过手术或其他治疗后仍存在 OSAHS 的患者；（6）OSAHS 合并慢性阻塞性肺病，即"重叠综合征"患者。

40 呼吸机持续气道正压通气治疗的禁忌证有哪些？

呼吸机持续气道正压通气治疗的禁忌证包括：（1）胸部 X 线或 CT 检查发现肺大疱；（2）气胸或纵隔气肿；（3）血压明显降低（血压 < 90/60mmHg）；（4）急性心肌梗死患者血流动力学指标不稳定；（5）脑脊液漏、颅脑外伤或颅内积气；（6）急性中耳炎、鼻炎、鼻窦炎感染未控制时；（7）青光眼。

41　患了阻塞性睡眠呼吸暂停低通气综合征需要终身使用呼吸机吗?

大家都知道原发性高血压不能根治,但只要按时服药就可以很好地得到控制。OSAHS 也是类似的情况,呼吸机可以很好地控制绝大多数患者的症状,但需要长期坚持应用。随着体重的减轻,气道的重塑,可能需要持续气道正压通气治疗,压力才会降低,甚至有小部分人最终可以脱离呼吸机。

42　为什么肥胖的人白天总是想睡觉?

肥胖低通气综合征(OHS)以肥胖和日间高碳酸血症(动脉血二氧化碳分压 > 45mmHg)为特征,但不能由合并的心肺疾病或神经疾病完全解释。睡眠期可见高碳酸血症的加重,常与严重的动脉血氧饱和度下降相关,主要表现为日间过度思睡,其严重度与二氧化碳增高的水平并无密切相关性。其他症状包括晨起头痛、疲乏感、情绪异常以及记忆力或注意力受损,严重者可合并急性呼吸衰竭或意识障碍。此外,可有肺源性心脏病和循环淤血的相关表现,如红细胞增多、球结膜水肿以及周围性水肿等。

❓ 43 肥胖低通气综合征应该怎么治疗？

肥胖低通气综合征的治疗方案包括：（1）减重。针对稳定期肥胖低通气综合征患者，最重要的治疗是减重，可采取饮食控制、锻炼、药物等，但很难达到目标并保持。（2）持续气道正压通气（CPAP）治疗。一般来说，CPAP治疗可纠正日间二氧化碳潴留。（3）气管插管和有创机械通气。当重度肥胖低通气综合征患者合并急性呼吸衰竭，无创通气疗效欠佳时，则需选择气管插管行有创机械通气。（4）氧疗。恰当的氧疗可减轻呼吸做功和降低缺氧性肺高压，减轻右心负荷。（5）药物治疗。甲羟孕酮可兴奋呼吸中枢，改善肺通气功能，减少低通气及睡眠呼吸暂停次数。

❓ 44 晚上睡觉时出现缺氧是怎么回事？

睡眠相关的低氧血症又称夜间低血氧饱和度血症，以睡眠期间持续存在显著的血氧饱和度下降，不伴有睡眠相关的低通气为主要特征，通常由于通气/血流比例失调、氧分压下降、动-静脉分流或上述综合因素所致。睡眠相关低通气状态不明的血氧饱和度减少者也属于此疾病范畴。睡眠相关的低氧血症不能完全由其他睡眠相关呼吸疾病（如 OSAHS）解释，目前认为其继发于躯体或神经系统疾病，患者可伴有日间低氧血症。

❓》45　什么是梦游?

梦游即睡行症，是在睡眠中起床在室内或户外行走或做一些简单活动，是睡眠和清醒同时存在的一种意识改变状态。睡行症在儿童中的发病率不一，北京有报道发病比例为 0.6%，上海有报道发病比例为 4.4%。睡行症的诊断标准有如下三个方面。（1）发生在睡眠期间的走动。（2）持续睡眠、意识状态改变或临床活动期间判断力受损，存在下列现象之一：①难以唤醒；②当被唤醒时表现为精神错乱；③遗忘（部分或全部）；④在不适当的时间发生的日常行为；⑤不适当或无意义行为；⑥危险或潜在危险行为。（3）上述行为不能用其他睡眠疾病、内科或神经疾病、精神疾病或物质使用更好地进行解释。

❓》46　为什么会出现梦游?

目前普遍认为，梦游可能是大脑区域功能的交错使睡眠习惯或睡眠状态不稳定导致的。但是，大部分梦游患者并没有神经系统或者心理学的病理改变。睡行症的具体原因尚未确切，一般分为易感因素、启动因素和诱发因素三个方面。易感因素：一般和家族史有关。启动因素：比较明确的是睡眠剥夺和情景压力，也就是说，压力过大确实有可能导致梦游发生，少数报道表明，睡行症的启动因素还有甲亢、偏头痛、头部创伤、脑炎等。诱发因素：如今已越发意识到阻塞性睡眠呼吸暂停低通气综合征和其他睡眠相关的呼吸障碍都有诱发作用，此外，睡眠环境改变、高热等也可以诱发。

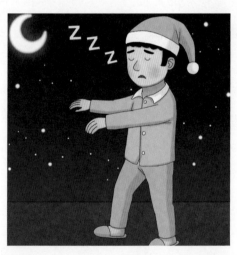

47　梦游者到底是睡得深还是睡得浅?

儿童睡行症通常发生在前三分之一夜的非快速眼球运动睡眠期 3 期,也就是深睡眠期。我们知道,梦游发生的原因是患者没有从深度睡眠中完全觉醒,因而从理论上说,这些行为的产生有两种可能:第一种可能是具有梦游遗传易感性的人会被某些事件部分唤醒,而这些事件对非梦游者的睡眠几乎没有影响,梦游者的深度睡眠可能天生较浅或较不稳定。第二种可能和第一种解释几乎相反,梦游者比非梦游者睡得更香,而通常会将人从深度睡眠中完全唤醒的刺激,只能将梦游者的脑部分地唤醒,结果就发生了梦游。睡眠不足是令深度睡眠变得更深的有力手段,有些助眠常用药完全可以引发梦游,有时甚至能使从没梦游过的人发生梦游。

48　什么是"鬼压床"?

很多人有这样的经历:在睡眠中感到自己已经醒来了,眼睛好像也睁开了,想翻身起床,可是身体竟然不听使唤,想呼救,但怎么也喊不出声,直到数分钟过去,身体才能恢复正常。这种现象在民间称为"鬼压床""鬼压身"。但是千万别害怕,这其实是一种生理现象,医学上称之为"睡眠瘫痪"。睡眠瘫痪通常发生在刚入睡或将醒时,是发生在睡眠周期中的快速眼球运动睡眠期,这个时期正是我们进入熟睡、开始做梦的睡眠周期。在睡眠瘫痪人群的睡眠结构中,人脑干网状结构中的上行投射系统和下行抑制系统功能之间存在分离现象,即当运动和姿势有关的部分尚未觉醒之前,促进意识的部分已经开始活动。但是,身体的肌肉除了呼吸肌和眼肌外,都处于极低肌张力的状态,这种临时性瘫痪就会导致人们在梦醒后仍然无法动弹,因而出现睡眠瘫痪现象。其实这种睡眠瘫痪并不少见,有资料显示,40%～50%的人体验过睡眠瘫痪,尤其是青少年及二三十岁的年轻人。睡眠瘫痪通常在压力比较大、过度劳累、作息不规律、失眠、焦虑的情形下比较容易发生,有的还与遗传因素有关。但是若睡眠瘫痪发生过频,则需要注意是不是疾病的一种表现,如发作性睡病、癫痫、偏头痛、焦虑障碍等,这些就需要求助专业的医生。

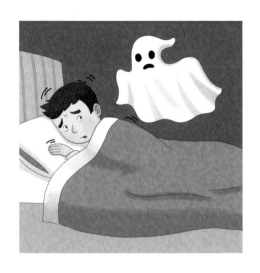

？）49 "鬼压床"怎么办？

前面我们提到，所谓的"鬼压床"，在医学上称为"睡眠瘫痪"。睡眠瘫痪严重时，有时还会产生幻觉及幻听，伴有耳鸣，甚至会感到呼吸困难，个别人还会感到自己灵魂出窍，产生极大的恐惧，尤其发生在儿童身上时。如果孩子出现睡眠瘫痪的症状，可以告诉他通过以下方式快速恢复身体的控制：首先，快速转动眼球，让眼球做上下左右的圆周运动。其次，眨眼，收缩嘴周围的肌肉，移动下颚和舌头，当肌张力开始出现时，移动颈部、肩、手、手指、腿、脚踝和足趾。最后，坐起来活动全身的肌肉。睡眠瘫痪偶尔发生时不需要特别的治疗，一些良好的生活习惯有利于减少睡眠瘫痪的发生，包括规律的作息习惯、积极健康的生活态度、避免仰卧位的睡姿等。若睡眠瘫痪频繁发作，建议求助专业医生进行其他相关疾病的排查后再针对性地治疗。

50 睡觉时大喊大叫、手舞足蹈是怎么回事？

有些人睡觉时大喊大叫、手舞足蹈，这其实可能得了一种睡眠疾病——快速眼球运动睡眠（REM）期行为紊乱（RBD）。RBD 是临床常见的 REM 期异态睡眠，是一种以 REM 期伴随梦境、出现肢体活动为特征的睡眠疾病，发作时常出现暴力行为并可能造成自身及同床者受到伤害，破坏睡眠。RBD 可能是脑变性疾病（如帕金森病）的早期表现，发现这种情况要尽早到医院睡眠科就诊，做进一步检查。

51 患了快速眼球运动睡眠期行为紊乱该怎么办？

快速眼球运动睡眠期行为紊乱临床症状中的伤害

性行为可高达 30％～81％，严重威胁患者的健康及生活质量，其中体表瘀斑、撕裂伤、骨折的发生频率较高。为伴有伤害性行为的 RBD 患者提供相对安全的睡眠环境，应作为非药物治疗的标准化治疗手段。推荐改善睡眠环境的方法包括地板上放置床垫，将家具边角用软物包裹，对玻璃窗进行安全性保护，睡前移去潜在的危险物品，如利器、玻璃、水杯、水壶等。此外，建议患者的同床者与患者分室居住，直到患者的 RBD 症状得到有效控制。

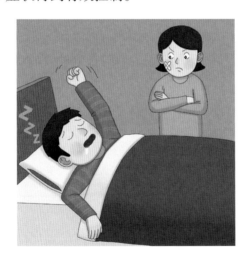

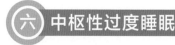

六　中枢性过度睡眠

52　白天总是想睡觉是怎么回事?

日间过度思睡(EDS)是指在白天应该维持清醒的主要时段不能保持清醒和警觉,出现难以抑制的困倦,欲睡甚至突然入睡。这是许多睡眠疾病的主要临床表现。多在久坐、无聊或单调的环境中发生,严重者可以不分时间、地点,毫无征兆地酣然入睡,给患者的工作和生活带来了很大影响,甚至容易酿成意外事故而危及自身及他人安全。

53　什么是"发作性睡病"?

发作性睡病是一种慢性神经系统疾病,主要临床表现为白天反复发作的无法遏制的睡眠、猝倒发作和夜间睡眠障碍。发作性睡病在总人群中的发病情况是相对罕见的,但却是造成青少年和成人早期出现日间无法遏制的嗜睡的较常见原因。

？）54　发作性睡病的典型表现有哪些？

　　发作性睡病的典型表现有：（1）白天无时无刻、不分场合的困倦或嗜睡。（2）猝倒发作。猝倒发作表现为在清醒的时候，突然双侧骨骼肌的肌张力下降而意识相对保留。猝倒发作是发作性睡病最具特征性的临床表现，猝倒发作影响眼部的时候，眼部的肌肉张力下降导致眼睑下垂、面部松弛，甚至出现视物模糊；影响颈部和上肢的时候，出现头部下垂、上肢下垂；影响下肢的时候，会出现膝盖弯曲，身体前倾，甚至出现跌倒的情况。猝倒会由大笑、兴奋、愤怒和悲伤等情绪变化诱发，发作时间通常短暂，会迅速恢复。偶尔可能由于情绪变化过于强烈，可以表现为猝倒持续发作，持续时间较长。（3）白天打瞌睡，晚上也睡不好。发作性睡病患者中，50%～60% 的患者会有入睡幻觉和睡眠瘫痪的症状。发作性睡病的患者同时会存在夜间睡眠不安的情况，表现为夜间反复觉醒。（4）其他表现。抑郁是儿童和成人发作性睡病最常见的精神症状。此外，儿童还易出现攻击性行为，注意力缺陷、社交和情绪问题以及在学校表现不佳等。发作性睡病的儿童常伴有短时间内迅速出现超重或肥胖，甚至还伴有性早熟问题。

55　如何诊断发作性睡病？

　　医生在发现和诊断发作性睡病时，仔细询问病史是关键的一步。最先需要询问的是患者是否存在白天难以遏制的困倦和睡眠发作，同时需要询问持续的时间。如果存在上述症状，并且持续时间至少三个月，则需要高度警惕发作性睡病的可能。其他需要询问的内容包括是否有猝倒、睡眠瘫痪和睡眠幻觉的表现。对于儿童和青少年，可以尝试让他们填写改良的 Epworth 嗜睡量表（用于评估人们在日间是否有过度瞌睡状态）进行初筛。

? 56　得了高血压为什么要先治疗打呼噜?

正常人和许多无睡眠呼吸暂停的高血压患者夜间血压的平均值要比白天血压的平均值低 10%～20%，从动态血压曲线上看，呈现长柄勺的形状，所以称之为"杓型血压"。但是打呼噜的患者往往存在阻塞性睡眠呼吸暂停低通气综合征，20%～40% 的阻塞性睡眠呼吸暂停低通气综合征患者的血压水平在夜间不降低，反而出现升高，表现为"非杓型血压"。阻塞性呼吸暂停时，血压趋于轻度增高，随即当呼吸暂停终止时，血压会突然增高。呼吸暂停终止时的血压增高继发于睡眠觉醒和呼吸恢复，而睡眠觉醒和呼吸恢复与交感神经兴奋及副交感神经抑制有关，并且睡眠呼吸暂停低通气综合征是高血压的独立危险因子，可使血压值升高 20%，尤其会升高夜间血压。治疗睡眠障碍可改善高血压及其不良转归。近年来许多研究显示，很多睡眠问题，如睡眠时间缩短或延长、睡眠呼吸紊乱、不宁腿综合征、睡眠昼夜节律紊乱等多种睡眠障碍可导致高血压，而高血压又可发生多种形式的睡眠障碍，两者相互影响，导致血压进一步升高、血压控制不良及加重靶器官损害。这就是为什么发生高血压尤其是血压失去勺形特点时，医生在问诊时要询问是否有打呼噜病史。如果存在打呼噜行为，睡眠监测又提示存在睡眠呼吸暂停，则单单口服降压药是远远不够的，治标不治本，需同时治疗睡眠呼吸暂停。

57 睡眠呼吸暂停与心律失常有怎样的关系？

睡眠相关的心律失常是指睡眠期间由于心脏起搏和传导功能障碍而发生的心脏节律、频率或传导秩序异常，表现为心动过速、心动过缓、心律不齐和心脏停搏。正常人的非快速眼球运动睡眠期的心率低于清醒期，这是因为睡眠期间副交感神经占优势。阻塞性睡眠呼吸暂停（OSA）患者的心率呈周期性变化：呼吸暂停开始时心率减慢，呼吸暂停过程中轻度增快、维持原状或减慢，呼吸暂停结束后心率明显加快。研究显示，持续气道正压通气治疗可改善患者的室性心动过速、心房颤动、室上性心动过速和二度或三度房室传导阻滞。睡眠呼吸暂停会导致周期性心动过速和血压升高，引起低氧血症下的心肌耗氧量增加，成为心肌缺血和潜在快速性心律失常的诱发因素。

❓) 58　睡眠呼吸暂停与心肌缺血有怎样的关系？

越来越多的研究显示，阻塞性睡眠呼吸暂停患者血液成分或炎性指标变化可能与动脉粥样硬化或血栓形成危险性增加相关。动脉粥样硬化、高脂血症、高血压、吸烟、糖尿病、肥胖等因素均参与心肌缺血的发生与发展。夜间心肌缺血的发生与睡眠及睡眠障碍密切相关，其影响程度与年龄、心脏疾病严重程度、睡眠期神经体液调节、睡眠期心脏供血的病理生理变化、血压波动、低氧血症等因素有关。

❓) 59　心血管疾病与睡眠障碍有怎样的关系？

心血管疾病包括缺血性心脏病、心律失常、心力衰竭等。睡眠期人体发生的一系列生理变化易诱发或加重心血管疾病，心血管疾病本身也易导致睡眠障碍。有研究显示，睡眠时间长短与心脏疾病的发生有关，每晚睡眠时间＜5小时，心脏疾病的发生率为27%，而每晚睡眠时间＞7小时，心脏疾病的发生率仅为6%。睡眠障碍可诱发心肌缺血、心律失常、循环呼吸衰竭，甚至导致死亡，因此，积极治疗睡眠障碍，有助于防治心血管疾病，改善患者的生活质量。

60 功能性消化不良与睡眠障碍有怎样的关系？

功能性消化不良是指胃肠道症状慢性或反复发作，而无器质性病变或生化异常解释的一组疾病。功能性消化不良与神经系统脑–肠轴存在双向影响。外部或内在的感受信息可影响胃肠道感觉、运动、分泌和炎症，而胃肠道的信息也会影响痛觉中枢、情绪和行为等。许多功能性消化不良患者同时伴有不同程度的睡眠障碍、焦虑、抑郁、躯体化障碍、头痛、疲乏等症状。具体睡眠问题包括入睡困难、夜间易醒、早醒等失眠症状以及睡眠期腿动、不宁腿综合征等。充足的睡眠可以改善消化系统的症状。

61 胃食管反流病与睡眠障碍有怎样的关系?

胃食管反流病是胃内容物由食管下端括约肌从胃内反流到食管，引起烧心、反酸、胸骨后痛等症状，或导致食管及食管外组织损伤的一种疾病。睡眠相关性胃食管反流是指在睡眠期间胃和十二指肠内容物通过食管下端括约肌反流至食管，导致一组胃食管反流症状及睡眠障碍。有研究显示，70%的胃食管反流病合并阻塞性睡眠呼吸低通气综合征，阻塞性睡眠呼吸低通气综合征合并胃食管反流病的为 55.47%。阻塞性睡眠呼吸低通气综合征患者因连续吸气导致胸腔压力降低、横膈压力升高，而呼吸道阻塞引起深吸气导致负压升高，上述变化均可诱发或加重胃食管反流病，两者互为因果，相互影响。

62 糖尿病与睡眠障碍有怎样的关系?

2 型糖尿病患者睡眠时间比正常人少，其原因可能为糖尿病并发症引起的身体不适及社会心理因素。糖尿病损伤多个器官，影响中枢神经系统神经递质的分泌，导致自主神经功能紊乱，诱发失眠、阻塞性睡眠呼吸暂停、周期性肢体运动障碍等睡眠异常。糖尿病并发症引起的神经痛、夜尿增多可能导致或加重睡眠障碍、抑郁和焦虑障碍，使血糖水平难以控制，进一步影响患者的生活质量。睡眠障碍引起糖代谢异常及糖尿病的机制包括：（1）睡眠不足引起应激反应，糖皮质激素水平升高、生长激素释放减少，血糖调节紊乱，胰岛素抵抗。（2）细胞因子分泌异常。（3）阻塞性睡眠呼吸暂停引发间歇性缺氧及高碳酸血症，引起炎症因子释放，最终导致胰岛素抵抗。

63 甲状腺功能亢进相关性睡眠障碍有什么表现？

甲状腺功能亢进（甲亢）时甲状腺激素分泌过多，刺激儿茶酚胺受体，表现为交感神经兴奋和代谢亢进，脑细胞代谢加快，导致脑细胞缺氧与营养障碍，出现精神症状与睡眠障碍。甲状腺激素分泌异常可能与睡眠觉醒周期障碍有关，两者相互作用，相互影响。甲亢起病缓慢，主要表现为高代谢综合征，即心率加快、肠蠕动增加、多汗、消瘦、血糖增高、焦虑易怒，也有些患者仅仅表现为失眠。甲亢相关性睡眠障碍主要表现为失眠、入睡困难、易觉醒。

？ 64 纤维肌痛和慢性疲劳综合征与睡眠障碍有怎样的关系？

纤维肌痛是全身广泛性骨骼肌疼痛、僵硬并伴有睡眠障碍、情绪障碍和躯体功能障碍的一种综合征。慢性疲劳综合征是一种原因不明的致残性疾病，表现为持续六个月以上反复发生的体力及脑力极易疲劳感和活动能力下降，伴有头痛、肌肉关节疼痛、淋巴结肿痛、注意力不集中、记忆力下降和睡眠障碍等症状。中枢敏化可能是纤维肌痛患者睡眠障碍的发病机制之一。神经内分泌功能异常也可能是纤维肌痛患者出现睡眠障碍的重要的病理生理机制。

八　睡眠相关的运动障碍

？》65　睡前腿不舒服总想走两步是病吗？

患者门诊就诊时，主诉有强烈下肢不适感，如蚁爬感、瘙痒、疼痛等，多个内科门诊就诊无法确诊，强烈不适感导致患者有强烈活动下肢的欲望，在安静或躺着、坐着时出现或加重，活动后缓解，夜间加重或只在傍晚或睡前发生。这时我们要警惕"不宁腿综合征"，其诊断多是依赖临床病史，且不能被其他睡眠障碍、内科疾病、神经病变、药物或物质使用解释。需至睡眠门诊就诊及治疗。

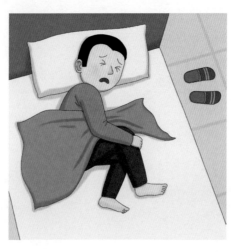

66 睡眠时腿老是动是怎么回事?

周期性肢体运动障碍(PLMD)是指在睡眠时出现的周期性、反复发作的、高度刻板的肢体运动所导致的睡眠障碍,且这些运动症状不是继发于其他疾病。周期性肢体运动障碍常发生在下肢远端,典型的表现是大拇指伸展,常伴有踝关节、膝关节部分性屈曲,有时候也可累及髋部,相似的表现也会发生在上肢。

67 睡眠问题有哪些一般检查？

近年来，较多研究表明，体重指数（BMI）、颈围（NC）、腰臀比（WHR）与睡眠呼吸疾病的严重程度有显著的相关性。对就诊者进行身高、体重、颈围的测量，结合其是否有打鼾、嗜睡等症状，对睡眠呼吸疾病具有一定的筛查价值。

68 睡眠监测为什么要在医院睡一晚？

多导睡眠监测（PSG）是指在整夜睡眠中，同步并连续地监测与描记脑电、肌电、呼吸等多项生理指标的一种检查方式。它主要由三部分组成：（1）分析睡眠结构、进程和监测异常脑电；（2）监测睡眠呼吸功能，以发现睡眠呼吸障碍，分析其类型和严重程度；（3）监测睡眠心血管功能。检查结果结合临床进行综合分析，可以为睡眠障碍的判定提供客观依据，也可为临床上选择治疗方式及评估治疗效果提供参考。目前，PSG 被认为是诊断睡眠障碍的金标准，逐渐成为睡眠医学研究必不可少的检测工具。

？〉69　什么样的人需要在医院睡一晚做检查？

多导睡眠监测可以记录和分析睡眠结构，正确评估和诊断失眠；可以诊断和鉴别阻塞性或中枢性睡眠呼吸暂停低通气综合征等多种类型的睡眠呼吸紊乱；确诊某些神经系统病变引起的睡眠问题，如发作性睡病、不宁腿综合征等，并可帮助判定各种睡眠障碍药物和疗法的疗效；有助于其他方面疾病的识别和鉴别（如隐匿性抑郁症、性功能障碍、REM 行为障碍等）。

？〉70　在医院睡一晚做检查的内容有哪些？

多导睡眠监测的内容主要包括睡眠情况（睡眠各个分期）、心血管系统（心率及心电图波形）、呼吸系统（口鼻气流、热敏、胸腹式呼吸活动度、鼾声）、运动事件（腿部电极）等。

？〉71　在医院睡一晚之前要注意哪些问题？

检测前一周保持规律的作息时间，避免跨时区、熬夜等。检测当天，勿饮用酒精、含咖啡因的饮料（茶、咖啡、可乐），白天避免睡觉。检测前做好个人卫生工作（洗头洗澡），不使用化妆品、发胶、指甲油等。男士检查前应剃胡须。

72 有没有在家做监测的仪器？

便携式设备与相对固定的标准多导睡眠仪设备相对应，是指可方便移动至睡眠实验室外（医院病房、急诊室或患者家中）进行检查的设备，可以在家完成监测。

73 什么情况下可以在家做监测？

美国睡眠医学会关于便携式睡眠呼吸诊断装置的应用建议如下：（1）患者有严重的临床症状提示存在阻塞性睡眠呼吸暂停，必须尽快进行治疗而暂时无法安排多导睡眠仪检查。（2）无法移动至睡眠实验室进行检查的患者，主要指病情不允许移动的住院患者，但应注意，这类患者很可能有睡眠紊乱，故可能导致假阴性的结果，或者对呼吸暂停程度判断不准确。（3）经标准多导睡眠仪检查确定诊断并已经开始治疗后，可应用便携式装置进行随访，评价治疗效果；或于某种状态变化后，打鼾、呼吸暂停或白天嗜睡症状复发时复查，尤其是当需要重复多次复查时。

74 什么情况下不可以在家做监测？

便携式睡眠呼吸诊断装置不应用于如下情况：（1）不应用于常规评价阻塞性睡眠呼吸暂停。（2）不应用于单个症状的评价，如日间思睡（不伴有打鼾和呼吸暂停）或打鼾（不伴有日间思睡和呼吸暂停），或者仅仅因为便携式装置检查比较方便。（3）不应用于病情不稳定的门诊患者。（4）不应用于"高危"（肥胖、高龄）但无症状患者的筛选。（5）不应用于症状轻微的患者。因为该检查的阴性预测值较低，故如果检查结果为阴性，仍需进行多导睡眠监测。（6）不应用于患者家庭CPAP压力滴定。

75 白天总是犯困怎么来评估？

研究者提出，评价白天嗜睡，应考虑症状的三个特性，即生理性白天嗜睡、症状性白天嗜睡以及内省性白天嗜睡。评价方法相应地被归为三类，即评价生理性白天嗜睡的方法、评价症状性白天嗜睡的方法以及评价内省性白天嗜睡的方法。临床常用的白天嗜睡程度评价方法如表 9-1 所示。

表 9-1 临床常用的白天嗜睡程度评价方法

白天嗜睡特征	评价方法
生理性白天嗜睡	多次小睡潜伏期试验（MSLT）
	瞳孔监测仪
症状性白天嗜睡	清醒状态维持能力检查（MWT）
	行为和警觉度测验
内省性白天嗜睡	斯坦福嗜睡程度问卷表（SSS）
	Epworth 嗜睡量表（ESS）

76　白天在医院睡觉做的是什么检查？

多次小睡潜伏期试验（MSLT）是客观判断白天嗜睡程度的一种方法。通过让患者白天进行一系列的小睡，测试患者能够在多长时间入睡，是定量评价白天嗜睡严重程度最准确的电生理方法，且重复性较好。

❓77　哪些人需要白天在医院睡觉监测?

多次小睡潜伏期试验（MSLT）的应用指征包括：
（1）发作性睡病，所有疑似发作性睡病的患者均应在服药前进行 MSLT，以协助确诊及评估病情的严重程度。（2）主诉中、重度嗜睡的轻中度睡眠呼吸暂停低通气综合征患者，考虑嗜睡不能单纯以睡眠呼吸紊乱解释。（3）不明原因的嗜睡，已经除外了睡眠呼吸紊乱。（4）失眠者出现中、重度白天嗜睡的情况。（5）嗜睡患者经治疗后疗效的判定。（6）与昼夜节律相关的睡眠紊乱。

✚ 睡眠障碍的非药物治疗

❓ ⟩ 78　什么是重复经颅磁刺激治疗？

重复经颅磁刺激技术是一种在大脑特定部位给予刺激的新技术，当强大的脉冲电流流经刺激线圈时，转化为强大的脉冲磁场，脉冲磁场穿过皮肤和颅骨刺激中枢神经系统，在受刺激的特定区域，其皮层神经细胞产生膜电位和感应电流，影响脑内代谢和神经电活动，引起一系列的生理生化反应，捕捉和利用这些生理生化作用，从而达到临床研究与治疗的目的。

❓ ⟩ 79　重复经颅磁刺激治疗的适应证有哪些？

重复经颅磁刺激治疗主要针对抑郁症、焦虑症、强迫症、精神分裂症、认知障碍、幻听、耳鸣、自闭症、癔症、躁狂症等疾病。

临床研究证明，应用重复经颅磁刺激治疗失眠障碍取得了比较好的疗效，可以作为失眠障碍的一种非药物治疗手段。

) 80　重复经颅磁刺激治疗的禁忌证有哪些?

重复经颅磁刺激治疗对青光眼、高血压不稳定期、佩戴心脏起搏器或者安装心脏支架的患者，头颅颈部内有金属植入物或异物者，电子耳蜗植入者，有癫痫病史的患者禁用。

) 81　什么是经颅直流电刺激?

经颅直流电刺激是临床上常用的治疗方式，它利用经颅直流电刺激调制出 $1 \sim 2mA$ 的直流电，穿过颅骨刺激大脑皮层，引起皮层双相的、极性依赖性的改变。目前观点认为，经颅直流电刺激可以通过改变皮层兴奋性、增加突触可塑性、改变局部脑血流、调节局部皮层和大脑网络功能连接等途径来调节大脑的功能。

) 82　经颅直流电刺激的适应证有哪些？

经颅直流电刺激对抑郁症、焦虑症、精神分裂症、强迫症、失眠、创伤后应激障碍、物质成瘾等有比较好的疗效。

83　经颅直流电刺激的禁忌证有哪些？

经颅直流电刺激的禁忌证包括：颅内有金属植入器件的患者；大面积脑梗死或脑出血急性期的患者；刺激区域有痛觉过敏、损伤或炎症的患者；体内有金属植入器件（如心脏起搏器、脊柱内固定等）的患者。

84　光照可以治疗失眠吗？

光照治疗是利用一定强度（2000~10000lx）的全频光照射，经视网膜下丘脑纤维束到达下丘脑视交叉上核来改善睡眠觉醒节律的一种治疗方法。我们可以依欲调整的节律目标施以不同的光照时间。清晨的光照治疗可以将入睡时间前移，而黄昏的光照治疗会将入睡时间后移。此外，光照治疗也有改善入睡困难、延长睡眠时间及提高睡眠效率的效果。光照治疗的作用机制主要是抑制褪黑素分泌。光照治疗的使用比较安全，少数人照射后可能会有头痛或者焦虑感，这些情形在调整治疗强度后一般会改善。

85　思想可以决定睡眠吗？

失眠的认知治疗是指用认知理论来纠正患者对睡

眠和失眠的不良认知信念及态度偏差，通过解释、指导，使患者了解有关睡眠的一些基本知识，减少不必要的焦虑反应，帮助患者寻找失眠的原因，从而诱导出适宜的理性反应，以此来代替不良信念和不良的情绪及行为反应。如一个人认定一天必须睡足 8 小时才不算失眠，而他每天的睡眠时间只有 6 小时，那么他可能会成为一名失眠患者；如果他认为自己每天可以睡 6 小时而保持正常的活动，那么他可能就不会成为一名失眠患者。一个人的思想决定了他内心的体验和反应，认知治疗在于改变患者认知模式中的信念和思维方式，从而达到矫正情绪和行为的目的。

❓⟩86　跳舞可以治疗失眠吗?

舞蹈治疗已经被证实是一种特殊有效的心理治疗方式，其作为一种身心整合的治疗方法，更适合某些心身疾病和失眠症的患者。舞蹈能够有效地增强机体的心肺功能，调整新陈代谢，舒畅心气，舒筋活络，安定情志，消除疲劳，帮助消化。优美的舞蹈动作、鲜明欢快的伴奏音乐，是表达思想、抒发情感、宣泄抑郁、陶冶情操的好媒介。跳舞能令人心旷神怡、气血流畅，使大脑皮层、中枢神经系统、血管运动中枢的功能失调得到缓解，患者的情绪得到协调改善，进而有利于睡眠。

 87　怎样放松才能治疗失眠？

　　放松疗法是治疗失眠的个案研究文献中最早记载的方法。其集中解决失眠的持续因素，即睡眠相关的焦虑表现和入睡时间唤醒水平高等，最适用于那些难以放松以及有各种躯体症状的失眠患者（如患者描述当他们尝试入睡时心跳加速、肌肉紧张等）。常用的放松疗法本质上有四种形式，不同的放松技术作用于不同的生理系统：（1）渐进性肌肉放松训练致力于减轻骨骼肌紧张程度；（2）腹式呼吸用于引出一种更慢、更深的与胸式呼吸相反的呼吸方式（腹式呼吸类似于自然睡眠状态下的呼吸方式）；（3）自生训练/自我暗示训练致力于通过系统的主观想象，让身体各部分感觉温暖，以此增加外周血液流动；（4）意象训练则是让患者选择一些放松的意象或记忆，然后引发想象，并以多种感觉融入其中。多数医生会根据哪种方式最简便易行以及患者的反馈来选择最佳的放松技术。

十一 **儿童常见睡眠问题**

 88　孩子打鼾的罪魁祸首是什么？

　　儿童鼾症是指因部分或完全性上呼吸道阻塞导致睡眠中低氧血症、高碳酸血症，而出现生长发育障碍、心肺功能异常、神经损害、行为异常等临床表现的综合征，在医学上又称为儿童阻塞性睡眠呼吸暂停低通气综合征。孩子打鼾的常见原因如下：（1）鼻腔及鼻咽部狭窄；（2）口咽部狭窄；（3）喉部狭窄；（4）上呼吸道神经肌肉调控异常或塌陷；（5）其他因素，如肥胖、应用镇静药物治疗等。此外，遗传因素可使儿童鼾症的发生概率增加。

 89　孩子打鼾有哪些影响？

　　细心的家长可以观察到，除了打鼾的症状，有的孩子还会出现张口呼吸、憋气、睡眠中反复惊醒、睡眠不安、肢体频繁翻动；有的孩子还可能出现尿床、夜间多汗、睡姿异常、反复呼吸道感染等。打鼾会扰乱睡眠过程中的正常通气和睡眠结构，导致低氧血症，影响生长激素的分泌，影响孩子的生长发育。严重打鼾憋气长期得不到正确治疗，甚至会引起高血压、心脏扩大及肺心病等严重并发症的发生。长期张口呼吸会引起下颌后缩、咬合不正常，形成"腺样体面容"，导致孩子越长越丑，影响孩子的颜值。打鼾会让睡眠质量大打折扣，白天可能还会出现注意力不集中、容易激动、爱发脾气、好动等神经行为改变和认知功能障碍等，时间久了，家长可能会发现孩子变"笨"了。

❓》90 孩子打鼾危害大，早期治疗是否关键?

如果孩子出现了打鼾的症状，家长应该带孩子到医院耳鼻喉科就诊。电子（纤维）鼻咽镜是目前常用的检查上呼吸道狭窄平面的方法，此外，还可以拍鼻咽侧位片了解腺样体阻塞气道的情况。多导睡眠监测被认为是诊断儿童鼾症的金标准。有些患儿症状较轻，病史较短，可以首先尝试药物保守治疗。如果发现打鼾的主要原因是腺样体、扁桃体肥大，而且孩子的打鼾症状反复发作、打鼾病史较长、经保守治疗没有好转，应进行腺样体、扁桃体切除手术，这是儿童鼾症首选的治疗方法，有效率高于90%。对于有外科手术禁忌，腺样体、扁桃体不肥大，腺样体、扁桃体切除后仍然存在打鼾症状以及选择非手术治疗的儿童，可以使用家庭无创呼吸机治疗，也就是持续气道正压通气治疗。此外，打鼾是多种因素造成的，所以应进行综合治疗，如治疗鼻炎、肥胖儿童控制体重、睡眠时调整体位等，口腔矫治器的使用也能起到一定的治疗效果。

 91 儿童腺样体、扁桃体手术几岁做比较合适?

经常有家长提出，我的孩子现在才 3 岁，做手术的年龄会不会太小了? 腺样体不是可以萎缩吗，等到萎缩不就行了? 其实这个观点是错误的，虽然腺样体可以萎缩，但是长期夜间缺氧会对孩子造成严重的影响，如引起生长发育迟缓、认知功能下降、心肺功能损害等，而且长时间张口呼吸引起的牙齿不齐、面容改变等是不可逆的，等到腺样体萎缩时，孩子面容的改变已经形成，也就是长丑了。虽然 3 岁以下的年龄是手术的高危因素，但是并不意味着 3 岁以下就不能手术了。符合儿童鼾症的诊断，药物治疗效果不好，反复上呼吸道感染，确实有腺样体、扁桃体肥大，可以考虑手术治疗，手术年龄不是问题。

92　全麻手术会影响孩子的智商吗？

许多家长担心全身麻醉会对孩子的大脑产生负面影响，影响孩子的智力、记忆力等，其实这种担心大可不必。全身麻醉对大脑产生的麻醉影响是短时间的，当麻醉结束，药物排出体外后，大脑的功能就会完全恢复正常。也有大量临床研究证实，在婴幼儿中单次、短时间暴露于全身麻醉和神经药物对其行为和学习不会有负面影响。其实，真正影响大脑功能的并不是麻醉，而取决于是否发生了脑缺氧，因为大脑对缺氧是非常敏感的。在整个麻醉过程中，孩子会得到充足的氧气供应，有全程的血氧饱和度监测，医生能随时了解孩子体内氧气含量和其他生命指标的变化。全身麻醉可以消除患儿手术时的疼痛和紧张心理，也有利于医生从容进行操作，让手术过程更安全。

93　孩子长不高跟没睡好有关系吗？

正常情况下，生长激素的分泌有其昼夜节律性，即白天分泌较少，睡眠后分泌增多，当儿童进入深睡眠状态，血液中生长激素的浓度迅速增高，因此，少年儿童时期保证充足的睡眠，对身体长高是有利的。睡得好、长得高，这是有科学依据的。睡眠的好坏对生长发育有重要影响，科学家曾测定小儿在熟睡时的生长速度是清醒时的 3 倍。没睡够、睡不安、夜醒频繁，都是影响孩子生长发育的元凶。睡眠质量较差的孩子往往生长速度较慢，比如尿崩症患儿，由于多次起夜小便，睡眠被严重剥夺，即便在没有生长激素缺乏的情况下，也会在发病后很快出现严重的生长障碍。另外，睡眠不安经常与身体不适或某些疾病相关，如呼吸道、消化道炎症或寄生虫等。电子产品使用时间过长，也会导致孩子夜间出现失眠或睡眠不安的情况。因此，儿童睡眠不但要有数量的保证，还要有质量的保证，从小养成良好的睡眠习惯，将终身受益。

 94　孩子夜里惊醒喊叫是怎么回事？

当孩子在刚入睡后不久，0.5 ~ 2 小时内突然尖叫、哭喊、双目睁大直视，有的还自言自语，别人却听不懂他在说什么，有的甚至下床行走，神色紧张、恐惧，而且呼吸急促，心跳加快，面色苍白、出汗，对周边事物毫无反应，当你试图安抚、哄抱或者唤醒他时，往往毫无效果，数分钟后突然缓解，继续入睡，即使被叫醒也显得意识不清，而且完全回忆不起来发生了什么，有时会表现出害怕情绪。当出现这种情况时，孩子很有可能是"夜惊"发作了，"夜惊"经常出现又称"夜惊症"。

 95　夜惊是什么原因造成的？

目前没有明确导致夜惊的因素，可能原因如下：
（1）心理因素。常见于大龄儿童，比如白天被人欺负，被家长责备，有应激事件发生造成心理不良情绪，容易出现夜惊。（2）觉醒激发。夜惊多发生于非快速眼球运动睡眠期3期之后，就是深睡眠快觉醒的时候。所以，不论是内因还是外因导致这个阶段的觉醒，都容易激发夜惊发作，比如发热、憋尿、嘈杂的睡眠环境、白天情绪紧张、过度劳累、睡眠不足、癫痫、打呼噜、不宁腿综合征等。（3）药物作用。服用某些药物如中枢神经系统抑制剂可能造成夜惊。（4）睡眠剥夺后的恢复期。（5）偏头痛引起。

（6）罕见原因，如下丘脑损伤。

 96　夜惊发作了怎么办？

　　孩子夜惊时会表现得非常惊恐，又容易伤害到自己，该怎么应对这一突发情况呢？（1）家长首先要保证孩子有安全的睡眠环境，无须唤醒孩子，去除环境中的危险因素，比如设置防护栏，防止孩子跑到楼梯口、厨房、阳台等危险的地方。（2）家长要引导孩子继续睡觉，不要试图叫醒孩子，因为孩子很难被唤醒，唤醒后大脑也不能完全清醒，还会增加孩子的焦虑。家长更不能因为孩子的过激行为而生气，要用平常心，温和地引导孩子上床睡觉，孩子大多会在迷迷糊糊中接受指令而回到床上睡觉。（3）家长次日不要讨论夜惊这件事，尤其不能当着孩子的面讨论。（4）提早干预，预估夜惊发作的时间点，提前 15 分钟叫醒孩子，持续 14 天后，夜惊症状可明显好转。（5）适时求助专业医护人员。夜惊频繁发作需要考虑更多因素，比如孩子是否存在"癫痫、胃食管反流"等疾病，为防止耽误病情，应及时去医院检查并治疗。

97 孩子晚上尿床是不是病？

在我国，遗尿症的诊断标准定义为 5～6 岁的孩子每月至少发生 2 次夜间睡眠中不自主漏尿症状，7 岁以上孩子每月至少尿床 1 次，而且持续 3 个月以上，并且没有明显精神症状和神经的异常。判断孩子"尿床"是否属于疾病状态，需要考虑孩子的年龄、夜间睡眠中尿床的频次和持续的时间，对于符合上述标准的孩子，家长需要引起高度重视，积极并及时地进行干预。随着孩子年龄的增长，遗尿症的发生率是逐渐下降的，因此，对于年龄较长的孩子，可以适当放宽诊断标准，予以更积极的治疗。

 98 孩子遗尿就诊前家长需要做什么准备？

排尿日记是评估儿童膀胱容量和是否存在夜间尿量增多的重要依据，也是进一步确定治疗方案的基础。排尿日记是针对睡前 2 小时进水，并且在睡前排空膀胱后的记录，需详细记录至少 3 个白天和连续 7 个夜晚儿童饮水、遗尿和尿量等情况。家长需要确保记录的数据的准确性和真实性。遗尿的孩子就诊时可以进行初步的实验室检查，如尿常规检查，医生会根据病史询问的结果进行进一步检查，包括泌尿系统的超声和腰骶部的磁共振等检查。最后，医生会根据病史、体格检查和实验室检查的结果做出判断，并指导进一步的处理。

 99 孩子晚上为什么会磨牙？

很多孩子在睡眠时会出现磨牙现象，最初被认为是和精神紧张有关的中枢神经系统问题，是愤怒、紧张等情绪的释放，也有的家长认为磨牙是孩子肚子里有蛔虫。那么，儿童夜间磨牙真的就是上面这些原因导致的吗？通过研究脑电图，观察磨牙患者的睡眠发现，磨牙时伴大脑皮层的电活动增加，并伴有呼吸不规则和脉搏加快等自主神经系统表现。目前认为儿童夜间磨牙是一种多因素相互作用的结果，可能与以下因素相关：（1）咬合关系不协调。（2）神经因素，有研究认为，磨牙的发生与大脑中枢神经系统传递的多巴胺和去甲肾上腺素的改变有关。（3）神经心理因素，紧张一直被认为是导致磨牙的原因之一。（4）遗传因素，磨牙虽然不是百分百遗传，但是具有遗传倾向。（5）胃肠功能紊乱，当儿童出现积食或消化不良时，胃肠道内的细菌所分泌的毒素被吸收后会刺激大脑皮层，使大脑皮层的兴奋或抑制过程失调，从而造成磨牙。（6）全身因素，包括肠道寄生虫感染、维生素 D_3 及 B 族维生素缺乏等都有可能引起磨牙。

100　孩子磨牙怎么办？

很多孩子在睡眠时会出现磨牙现象，对磨牙进行治疗，需要从病因入手，具体包括：（1）牙医诊治，以牙齿咬合因素为主的磨牙，需要到医院口腔科做治疗处理。可以做一个夜磨牙保护咬合垫，晚上睡觉时戴在牙齿上。（2）心理调节，注意调节心理、缓解压力。（3）驱虫治疗，尽管现在蛔虫病发生概率大大降低，但在儿童期依然存在因为蛔虫引发磨牙的情况。（4）其他因素，针对维生素 D_3 缺乏、儿童积食、消化不良等情况可以进行有针对性的药物治疗，去除引起磨牙的因素。